BEI GRIN MACHT SICH IHR WISSEN BEZAHLT

- Wir veröffentlichen Ihre Hausarbeit, Bachelor- und Masterarbeit

- Ihr eigenes eBook und Buch - weltweit in allen wichtigen Shops

- Verdienen Sie an jedem Verkauf

Jetzt bei www.GRIN.com hochladen und kostenlos publizieren

Bibliografische Information der Deutschen Nationalbibliothek:

Die Deutsche Bibliothek verzeichnet diese Publikation in der Deutschen National-bibliografie; detaillierte bibliografische Daten sind im Internet über http://dnb.d-nb.de/ abrufbar.

Impressum:

Copyright © 2017 GRIN Verlag, Open Publishing GmbH
Druck und Bindung: Books on Demand GmbH, Norderstedt Germany
ISBN: 9783668463080

Dieses Buch bei GRIN:

http://www.grin.com/de/e-book/367944/psychologie-des-gesundheitsverhaltens-selbstwirksamkeitserwartung-und

Arno Peise

Psychologie des Gesundheitsverhaltens. Selbstwirksam-keitserwartung und Beratungsgespräch

GRIN Verlag

GRIN - Your knowledge has value

Der GRIN Verlag publiziert seit 1998 wissenschaftliche Arbeiten von Studenten, Hochschullehrern und anderen Akademikern als eBook und gedrucktes Buch. Die Verlagswebsite www.grin.com ist die ideale Plattform zur Veröffentlichung von Hausarbeiten, Abschlussarbeiten, wissenschaftlichen Aufsätzen, Dissertationen und Fachbüchern.

Besuchen Sie uns im Internet:

http://www.grin.com/

http://www.facebook.com/grincom

http://www.twitter.com/grin_com

Deutsche Hochschule für

Prävention und Gesundheitsmanagement

Hermann Neuberger Sportschule 3

66123 Saarbrücken

Einsendeaufgabe

Fachmodul:	Psychologie des Gesundheitsverhaltens
Studiengang:	Gesundheitsmanagement
Datum **Präsenzphase**	**20. - 22. März 2017**
Name, Vorname:	Peise, Arno
Studienort:	**Hamburg**
Semester:	**WS 2016**

Inhaltsverzeichnis

1 Selbstwirksamkeitserwartung

1.1 Erklärung des Begriffs Selbstwirksamkeitserwartung

Selbstwirksamkeitserwartung ist ein Bewertungsmaßstab eines Menschen, bezogen auf seine Handlungskompetenz. Sie beschreibt die erwerbbare Fähigkeit, die sich selbst zugesprochen wird, mit einer Situation umzugehen, beziehungsweise eine Handlung ausführen zu können.

Hierbei spielen im Detail drei unterschiedliche Aspekte eine Rolle. Das Niveau bezeichnet die Schwierigkeit der Aufgabe, der Allgemeinheitsgrad die Anzahl der Situationen in denen die Tätigkeit oder das Verhalten tatsächlich ausgeführt werden kann und die Gewissheit, wie sicher sich eine Person ist, wirklich das Verhalten umzusetzen. Die Kompetenzerwartung stellt keinen fixen Wert dar. Sie kann im Laufe der Persönlichkeitsentwicklung durch direkte, indirekte, symbolische Erfahrung oder Gefühlserregung erworben werden (Pieter, 2016, S. 139-142).

Die zentrale These Banduras besagt, dass eine Person eine Handlung ausführt, sobald eine entsprechend hohe Selbstwirksamkeitserwartung und eine positive Handlungserwartung vorliegen (Pieter 2016, S. 138).

Gemäß Pieter ist Selbstwirksamkeitserwartung (oder Kompetenzerwartung) eine individuelle Fähigkeit des Menschen ein Verhalten aufgrund von verfügbaren oder nicht verfügbaren Handlungsstrategien ausführen beziehungsweise nicht ausführen zu können (Pieter, 2016, S. 137).

1.2 Fragebogen sportliche Aktivität

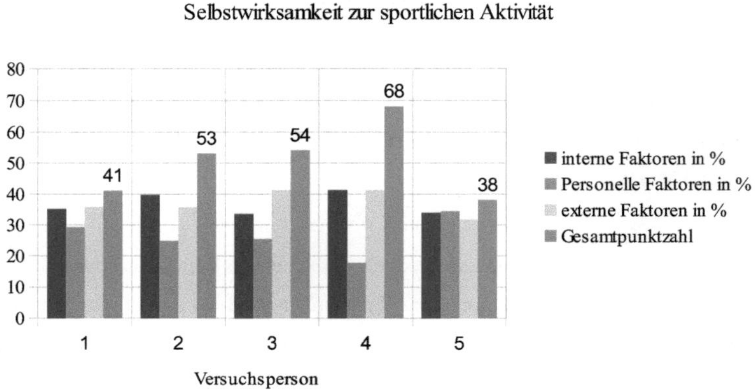

Selbstwirksamkeit zur sportlichen Aktivität

Abbildung 1: Selbstwirksamkeit zur sportlichen Aktivität (eigene Darstellung)

Die 12 Items welche in der Befragung der Selbstwirksamkeit zur sportlichen Aktivität (modifiziert nach Fuchs & Schwarzer, 1994, S.146) genutzt wurden, habe ich in drei Kategorien unterteilt. Die internen Faktoren beinhalten die Gemütszustände (Müdigkeit, Niedergeschlagenheit, Anspannung, Ärger, Sorgen) welche in der Befragung der Zeilen 1 bis 5 ermittelt wurden. Die personellen oder sozialen Faktoren (Besuch, Unternehmungen, Familie, Gesellschaft beim Sport) beinhalten die Ergebnisse der Zeilen 6 bis 9. Die externen Faktoren sind durch die Zeilen 10 bis 12 repräsentiert (Wetter, Arbeit, Fernsehprogramm).

Die Kategorien wurden zur Veranschaulichung in Prozent angegeben, um zu verdeutlichen, welchen Einfluss die jeweiligen Faktoren auf die geplante Sporttätigkeit der Person haben. In grün dargestellt ist das aufsummierte Gesamtergebnis jeder Person ersichtlich. Den höchsten Wert erzielte Versuchsperson 4 mit 68 Punkten, den niedrigsten Versuchsperson 5 mit 38 Punkten in einer Skala von 12-84. Der Proband 4 wird durch die Faktoren am geringsten beeinflusst, führt somit seine Aktivität regelmäßig aus.

Es ist festzustellen, dass sowohl niedrige als auch hohe Score´s (spezifische Selbstwirksamkeit) durch die Testpersonen erzielt wurden. Es kann jedoch für den kompletten Personenkreis festgehalten werden, dass externe und interne Faktoren eine hohe Wahrscheinlichkeit aufzeigen, die sportliche Aktivität durchzuführen, demnach einen geringen Einflussgrad aufweisen. Unabhängig vom Gesamtscore der Personen haben soziale Faktoren den größten negativen Einfluss auf eine geplante Sportaktivität.

Selbstwirksamkeit zur sportlichen Aktivität

Mittelwerte

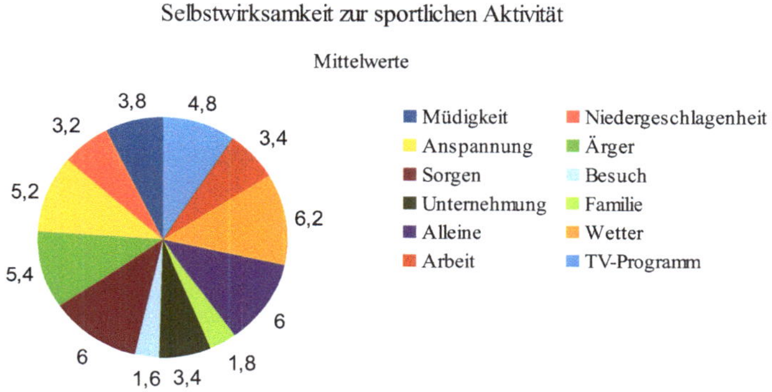

Abbildung 2: Selbstwirksamkeit zur sportlichen Aktivität Mittelwerte (eigene Darstellung)

Abbildung 2 zeigt den durchschnittlich angegebenen Wert aller Testpersonen der jeweiligen Items 1-12. Den mit Abstand niedrigsten Durchschnittswert erzielen die Befragungen zu der Beanspruchung durch die Familie oder den Partner mit 1,8 und zum Besuch von Freunden mit 1,6 aus der Kategorie soziale Faktoren. Hohe Werte und damit niedrigsten Einfluss haben das Wetter, anstehende Arbeit und die Tatsache, alleine Sport treiben zu müssen auf die Testpersonen.

Zusammenfassend lässt sich feststellen, dass unabhängig vom Gesamtscore, der soziale Faktor den größten Einfluss auf geplante Sportaktivitäten im Rahmen der Umfrage hat.

1.3   Recherche Selbstwirksamkeitserwartung

Tabelle 1: Tabellarische Darstellung der Studie 1 (eigene Darstellung)

	Dohnke et al. (2006)
Fragestellung (en)	Die Studie untersucht Ergebnis.- und Selbstwirksamkeitserwartung von Patienten nach einer stationären orthopädischen Reha-Maßnahme nach Hüftgelenkersatz. 1. Tragen eine positive Ergebniserwartung und eine hohe Selbstwirksamkeitserwartung zu Reha-Beginn zur Vorhersage eines besseren Reha-Ergebnisses am Reha-Ende bei? 2. Werden Ergebniserwartung und Selbstwirksamkeitserwartung

	zu Reha-Beginn durch körperliche Beschwerden, emotionales Wohlbefinden sowie verschiedene behandlungsbezogene Erfahrungen beeinflusst?
Stichprobe	Umfang: 1065 Patienten einer Rehabilitation nach Hüftgelenkersatz Männeranteil: 40% Frauenanteil: 60% Durchschnittsalter: 64.58 Jahre (SD= 10.54; 29-90) Hauptdiagnose: Hüftarthrose (92%) Maßnahmenbeginn nach durchschnittlich 21.56 Tagen (SD =8.18) Maßnahmendauer: 22.64 Tage (SD= 4.13)
Materialien/Test	Fragebogen
Untersuchungsdesign	Den Probanden wurde der Fragebogen zu unterschiedlichen Zeitpunkten vorgelegt bei denen folgende Daten ermittelt wurden. **T1 Reha-Beginn** (Alter, Geschlecht, Schmerzen, eingeschränkte ADL Funktionen, Ergebniserwartung, Selbstwirksamkeitserwartung, Depressivität, behandlungsbezogene Erfahrungen, Arztangaben körperlicher Gesundheitszustand) **T2 Reha-Ende** (Alter, Geschlecht, Schmerzen, eingeschränkte ADL Funktionen) Längsschnittliche und Querschnittliche hirarchisch multiple Regressionsanalysen mit den Kontrollvariablen Alter und Geschlecht wurden zur Auswertung genutzt.
Hauptergebnisse	1. Positive Ergebniserwartung und hohe Selbstwirksamkeitserwartung gegenüber der Behandlung geben Auskunft über bessere Reha-Ergebnisse. I 2. Im Wesentlichen beeinflussen die Parameter körperliche Beschwerden, emotionales Wohlbefinden sowie verschiedene behandlungsbezogene Erfahrungen die Erwartungstypen.

Tabelle 2: Tabellarische Darstellung der Studie 2 (eigene Darstellung)

	Schneider & Rief (2007)
Fragestellung	Führen Therapieerfolge in Schmerzbewältigung und Beeinträchtigung zur Steigerung der Selbstwirksamkeit? Welchen relativen Beitrag leisten Erfolge in diesen Bereichen?
Stichprobe	Umfang: 316 Patienten mit somatoformer Schmerzstörung in Rehabilitation Männeranteil: 14,9% Frauenanteil: 85,1% Durchschnittsalter: 47,9 Jahre (SD= 7,4) Maßnahmendauer: 38,4 Tage (SD= 8,5) Durchschnittliche Beeinträchtigungsdauer: 8,0 Jahre (SD= 8,2)

Materialien/Test	Untersuchung und Befragung
Untersuchungsdesign	Es wurde eine Feldstudie bei Patienten mit somatoformer Schmerzstörung bei Aufnahme und Abschluss einer stationären psychosomatischen Rehabilitation durchgeführt. Diese wurden hinsichtlich Selbstwirksamkeitserwartung, Schmerzbewältigungsstrategien, schmerzbedingter und allgemeinpsychischer Beeinträchtigung untersucht und bei Entlassung mit direkten Therapieerfolgsratings befragt.
Hauptergebnisse	Die erfolgreiche Reduktion der schmerzbedingten und allgemeinpsychischen Beeinträchtigungen hat den stärksten direkten Einfluss. Die Verbesserung der Schmerzbewältigungsstrategien über die Verbesserung der Beeinträchtigung hat den stärksten Gesamteffekt.

Kritischer Vergleich der Studien:

Studie 1 stellt als Hauptergebnis dar, dass Selbstwirksamkeitserwartung und Ergebniserwartung Auskunft über den Erfolg eines Reha-Ergebnisses liefern. Ebenso wurde ermittelt, dass verschiedene Parameter die Erwartungstypen beeinflussen.

Das weniger körperliche Beschwerden die Ergebniserwartung steigern scheint jedem logisch. Ebenso, dass ein emotionales Wohlbefinden die Selbstwirksamkeit erhöht. Eine Schlussfolgerung, die Erwartungstypen würden Auskunft über das Reha-Ergebnis liefern ist mit der Studie vielleicht zu kurz gegriffen. Die medizinische Chance auf Besserung hatte im Versuch keinen Einfluss. Das eine rein statistische Chance auf einen Reha-Erfolg aufgrund besserer Ausgangsbedingungen vorliegt, wurde in Anbetracht der Erwartungstypen vollkommen ausgeblendet, ist jedoch ein erheblicher Faktor auf die Erwartungshaltungen. Weitere Faktoren wurden ebenfalls nicht miteinbezogen.

Studie 2 stellt eine Steigerung der Selbstwirksamkeitserwartung aufgrund von erfolgreichen Schmerzbewältigungen dar. Die Studie stellt ebenfalls einen relativ logischen Zusammenhang dar, jedoch werden auch hier weitere Faktoren auf eine Verbesserung der Selbstwirksamkeit ausgeblendet. Auch wenn direkte Erfahrung den größten Einfluss auf eine Besserung hat, spielen indirekte Erfahrung, symbolische Erfahrung und Gefühlserregungen ebenfalls eine Rolle als Quellen der Selbstwirksamkeitserwartung.

Beide Studien betrachten das Feld der Selbstwirksamkeitserwartung mit unterschiedlichen Ansätzen, bilden jedoch nur oberflächlich die Einflussgrade von und auf verschiedene Sachverhalte dar.

2 Literaturrecherche zu körperlicher Aktivität

Um seine privaten und beruflichen Ziele zu erreichen und einen größtmöglichen Erfolg zu erzielen, ist es unabdinglich nicht nur geistig, sondern auch körperlich fit zu sein. Ein gesundheitsbewusster Lebensstil mit ausreichend körperlicher Aktivität liefert hierzu eine entscheidende Grundlage den täglichen Aufgaben gerecht zu werden. Jedoch ist körperliche Aktivität (physical activity) nach Rütten, A. Abu-Omar, K. Lampert, T. und Ziese, T. (2005) klar von dem Begriff Sport zu differenzieren.

Sport bildet eine Unterkategorie mit spezielleren Eigenheiten, wie den Wettkampfcharakter und den Leistungsanspruch. Bei körperlicher Aktivität handelt es sich um einen Oberbegriff, welcher eine körperliche Bewegung durch die Skelettmuskulatur beschreibt. Diese hebt den Energieverbrauch des Menschen über seinen Grundumsatz an (Rütten et al. 2005, S. 7).

Der Begriff der Energie wird im täglichen Leben mit Bezug auf die Gesundheit eher mit dem Wort Kilokalorien (kcal) verwendet. Man unterscheidet grundsätzlich nach den Energieumsatzgrößen Grundumsatz und Leistungsumsatz. Der Grundumsatz ist der Kalorienverbrauch der unter folgenden Bedingungen innerhalb von 24 Stunden genutzt wird: Morgens, in Ruhe liegend, nüchtern, mit normaler Körpertemperatur bei Indifferenztemperatur. Hierbei bestehen Abhängigkeiten von Alter, Geschlecht, Körperoberfläche, Muskelmasse, psychosoziale Faktoren und dem Trainingsprozess. Beim Leistungsumsatz bildet sich die Brücke zur körperlichen Aktivität. Hierzu zählen alle zusätzlichen Energie verbrauchenden Vorgänge und Tätigkeiten, beispielsweise ruhig stehen, tanzen, Auto fahren, laufen oder kochen (Wonisch, M. Hofmann, P. Förster, H. Hörtnagl, H. Ledl-Kurkowski E. & Pokan, R. 2017, S. 317-318).

Jeder siebte Deutsche ist mit seiner Gesundheit laut einer Umfrage unzufrieden (Techniker Krankenkasse [TK-Krankenkasse], 2016, S. 6). Das durch mangelnde körperliche Aktivität im Alter viele gesundheitliche Einschränkungen und vor allem degenerative Krankheiten entstehen können ist längst kein Geheimnis mehr. 2016 waren lediglich 10% der 18-29 Jährigen chronisch erkrankt, bei den 70 Jährigen und älter waren es 49%. Unabhängig der Altersgruppe wurden in Deutschland Beschwerden des Bewegungsapparats am häufigsten festgestellt (TK-Krankenkasse, 2016, S. 7-9). Hierbei stellen vor allem Probleme beim Rücken ein häufiges Krankheitsbild dar.

Der berufliche Alltag nimmt einen großen Teil unseres Lebens ein und hat somit einen erheblichen Einfluss auf die genannten Beschwerden. Folgende Abbildung verdeutlicht in diesem Zusammenhang die geschätzte Sitzzeit an einem typischen Wochentag. Die durchschnittliche Sitzzeit beträgt 6,5 Stunden, wobei 21% der Befragten sogar 9 und mehr Stunden am Tag sitzend verbringen.

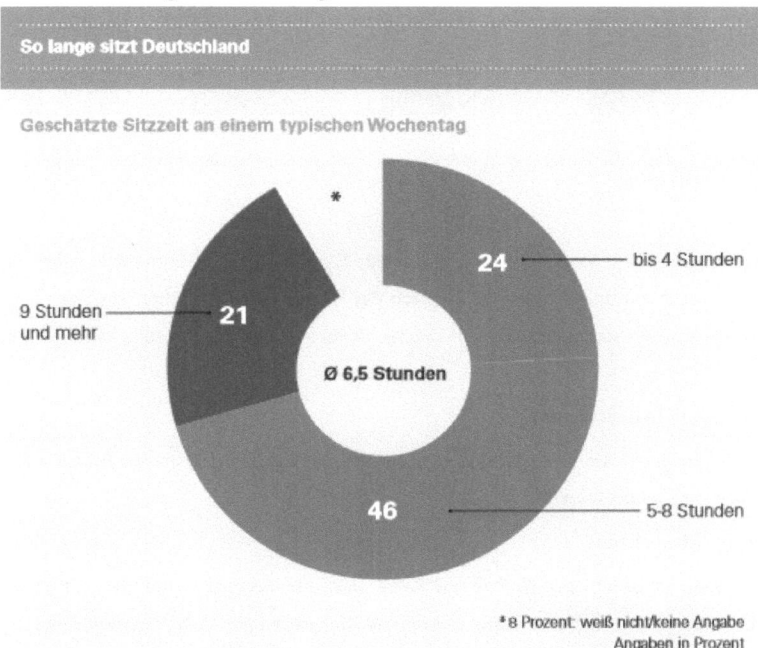

Abbildung 3: So lange sitzt Deutschland (TK-Krankenkasse, 2016, S. 20)

Bewegungsmangel beginnt jedoch schon in der Kindheit. Bereits im schulpflichtigen Alter wird das Thema körperliche Aktivität in Deutschland vernachlässigt. Abbildung 4 zeigt den Anteil der Kinder und Jugendlichen, die mindestens 2 Stunden pro Woche sportlich aktiv sind. Es wird deutlich, dass Mädchen im Alter von 11-15 weniger sportlich aktiv sind als Jungen, beide Werte mit durchschnittlich 57,5% und 69,3% fallen gering aus.

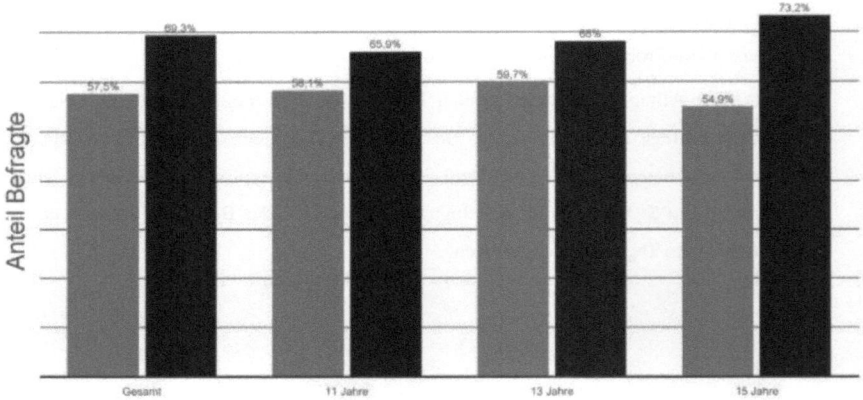

Abbildung 4: Anteil der Kinder und Jugendlichen, die mindestens 2 Stunden pro Woche sportlich aktiv sind (WHO, 2016)

Präventions- und Interventionsprogramme zur Reduktion von Gesundheitsrisiken sind
dementsprechend unabdingbar im Bereich der körperlichen Aktivität. Im Bereich der
Verhaltensprävention bieten sich auf unterschiedlichen Ebenen folgende Möglichkeiten
an.

Individuum (Mikroebene)

Gesundheitskurse der Krankenkassen, Hochschulen oder Fitnessstudios bieten sich in
der Verhaltensprävention an.

Setting (Mesoebene)

Gesundheitsunterricht in Schulen und Kitas, Informationsveranstaltungen in Betrieben
und Kursangebote dienen der Information und Motivation zur Verhaltensänderung.

Bevölkerung (Makroebene)

Durch Massenmedien gestützte Großkampagnen, die zur Teilnahme anregen,
(„Deutschland bewegt sich" oder „Mit dem Rad zur Arbeit") bieten die größte Zielgrup-
pe und haben eine hohe Erfolgswahrscheinlichkeit aufgrund der Mediennutzung zur
Verbreitung

(S. Jordan, M. Weiß, S. Krug, G.B.M. Mensink 2011, S. 76).

Staatlich gestützte Programme, zur Verhältnisänderung der Settings, bieten den Menschen zusätzlich bessere Rahmenbedingungen. Hier sind mit Bezug auf Jugendliche beispielsweise die Sportmöglichkeiten auf Schulhöfen oder das Nahrungsangebot in den
Kantinen zu betrachten. Infrastrukturmaßnahmen in den Lebenswelten der Menschen

10/18

durch bessere Radwege oder der Bau von Spielplätzen bieten ebenfalls ein weiteres mögliches Handlungsfeld in der Verhältnisprävention.

Als Konsequenz für Beratungen der betroffenen Personen sind die genannten Faktoren explizit mit einzubeziehen. Die Maßnahmen in der Makroebene erreichen zwar viele Personen, sprechen jedoch durch die allgemeinen Formulierungen nicht alle Personen gleichermaßen an. Eine Verhaltensänderung wird unterstützt durch das entsprechende Umfeld. Wird beispielsweise deutschlandweit für das Radfahren zur Arbeit geworben, werden Menschen von ländlichen Gegenden, durch zu lange Fahrtwege, oder fehlende Radwege, beinahe ausgeschlossen. Ebenso könnten Menschen aus finanziell schlechter gestellten Schichten ohne Rad nicht teilnehmen, selbst wenn Interesse bestünde. Lebensumstände und Rahmenbedingungen sollten zu keinem Zeitpunkt der Beratung außer Acht gelassen werden.

So sind ebenfalls Maßnahmen in der Meso.- oder Mikroebene so zu treffen, dass sie auf die entsprechende Zielgruppe oder Person zugeschnitten sind.

Wie bereits in der Definition deutlich wurde, muss keine sportliche Tätigkeit vollzogen werden um die körperliche Aktivität zu steigern. Demzufolge sollte eine Beratung in diesem Bereich ebenfalls weitere Handlungsmöglichkeiten und Alternativen aufzeigen können, um einen Einstieg und erste Schritte zu erleichtern.

Durch das Auseinandersetzen mit dem Setting eines Klienten und dessen persönliche Interessen lässt sich leichter eine individuelle Lösung für das Aktivitätsverhalten der Person finden.

3 Beratungsgespräch

3.1 Einordnung der Kundin in ein Modell des Gesundheitsverhaltens

Frau M. befindet sich in der Intentionsphase. Im Transtheoretischen Modell (TTM) ist die Kundin in der Stufe 2, die Stufe der Absichtsbildung (contemplation) einzuordnen. Die Stufe der Absichtslosigkeit wurde bereits überschritten, weil Frau M. ein Problembewusstsein entwickelt hat, sie möchte ihr Gewicht reduzieren. Nach Prochaska, DiClemente und Nocross (1992) wird die Person durch folgenden Satz charakterisiert: „Knowing where you want to go, but not quiete ready yet" (Pieter, 2016, S. 248). Frau M. möchte wieder Sport treiben, ist sich aufgrund des Zeitmangels jedoch noch unschlüssig wie sie ihr Ziel erreichen kann.

Das Ziel der Phase ist es, den ersten Schritt, also das Überschreiten des Rubikon zu erzielen. Es soll ein handlungswirksames Ziel erarbeitet werden. Mit Hilfe von gezielten Fragen werden Motive und Gründe der Kundin identifiziert um ein Problembewusstsein zu schaffen. Es steht im Fokus nicht nur einen Bedarf zu ermitteln, sondern auch ein Bedürfnis zu wecken, dieses Ziel zu erreichen. Es wird somit bei der Intentionsbildung unterstützt. Hat die Klientin, wie im Beispiel, bereits ein Problembewusstsein entwickelt, ist es wichtig eine aussagekräftige Kosten-Nutzen Abwägung, im Idealfall durch die Kundin durchführen zu lassen. Bisher wurden Vor.- und Nachteile einer Handlungsänderung falsch gewichtet. Mit den bereits erläuterten Zielen kann hier eine Umgewichtung stattfinden, um das Überschreiten des Rubikon weiter voran zu treiben. Durch die genannte Charakterisierung nach Prochaska, DiClemente und Nocross wird die Person ebenfalls bei der Zielerarbeitung unterstützt. Im Idealfall hat die Kundin somit ein hoch gewichtetes, konkretes Ziel, hinterlegt mit persönlichen Motiven und ein Problembewusstsein etwas zu verändern. Das Abwägen der Vor.- und Nachteile hat sich zugunsten einer Verhaltensänderung umgeschichtet und die Person ist bereit in Phase 3, der Vorbereitung einzutauchen.

3.2 Rolle des Beraters

Um eine Person effektiv beraten, oder coachen zu können ist es essentiell seine eigene Rolle zu kennen und dementsprechend aufzutreten. Eine gezielte Vorbereitung mit Hilfe der vorliegenden Informationen des Kunden sind die Grundlage für ein erfolgreiches Beratungsgespräch. Es ist wichtig die Aufgaben des Beraters zu verinnerlichen und während des Gesprächs nicht die eigene Position zu wechseln. Als Berater nimmt man die Rolle eines Begleiters ein, in welcher eine Zielbildung unterstützt, und nicht gefordert wird. Der Kunde soll sich selbst seiner Handlungsmöglichkeiten und Kompetenzen bewusst werden und Teil der Lösungserarbeitung werden. Hierzu sind folgende Grundsätze und Verhaltensweisen zu beachten.

In der Begrüßung entsteht der erste Eindruck des Kunden auf den Berater. Ein offenes und lockeres Auftreten ist hier sowohl sprachlich, als auch durch Mimik und Gestik zu untermauern. Es sollte schon zu Beginn eine zielgruppenspezifische Sprache genutzt werden um den Kunden nicht abzuschrecken und ihm ein Gefühl zu vermitteln den richtigen Schritt gemacht zu haben und verstanden zu werden. Der Aufbau einer Beziehungsebene kann unterstützend durch aktives Pacing erzielt werden. Bei der Entwicklung eines Rapports, also einem guten Draht zwischen Berater und Kunde, sind offene Fragen zu Beginn hilfreich um die Gesprächssituation zu lockern.

Wurde ein gutes Klima für eine offene und ehrliche Unterhaltung geschaffen, wird am Compliance, also der Bereitschaft einer Verhaltensänderung gearbeitet. Wie bereits angesprochen steht das Problem.- und Verhaltensbewusstsein des Kunden im Vordergrund. Durch aktives Zuhören und gezielte Fragen soll das Gespräch eine Dynamik entwickeln, in welcher der Kunde selbst Eigeninitiative aufbringt und Ideen mit einbringt. Ein platziertes Lob kann dem Kunden dabei helfen sich wertgeschätzt zu fühlen und nimmt die Hemmungen etwas falsches zu sagen. Grundsätzlich gilt es einen Menschen in einer Beratung zu überzeugen, anstatt zu überreden. Durch das Eingehen auf lebensnahe Situationen und Möglichkeiten kann sich die Person besser mit der Verhaltensänderung identifizieren als durch die bloße Vorgabe von Handlungsanweisungen.

3.3 Gesprächsverlauf am Fallbeispiel 1

Die Kundin betritt das Studio und sieht mich am Empfang. Ich komme ihr mit einem Lächeln entgegen.

Arno: Guten Tag Heike, herzlich willkommen und schön das du es einrichten konntest heute eine Beratung in Anspruch zu nehmen. Freust du dich schon?

Heike: Auf jeden Fall! Ich bin wirklich ganz froh jetzt endlich was zu verändern.

Arno: Na dann bist du hier genau richtig, komm rein und nimm gerne Platz, möchtest du noch einen Kaffee oder ein Glas Wasser bevor wir starten?

Heike: Ein Glas Wasser wäre super! Ich habe den ganzen Tag noch nichts getrunken außer Kaffee im Büro.

Wir setzen uns nebeneinander und trinken gemeinsam ein Glas Wasser.

Die Begrüßung beinhaltet eine geschlossene Frage, um den Gemütszustand zu erfahren. Das Angebot eines Getränk liefert die Möglichkeit sich zu setzen und ein Wohlsein bei der Kundin zu erzeugen. Ich wähle die Ansprache beim Vornamen um ein persönliches Gespräch zu erleichtern. Durch den Zuspruch, sie sei hier genau richtig, gebe ich ihr ein erstes positives Feedback.

Arno: Kommst du denn gerade auch aus dem Büro, und kommt das häufiger in deinem Tagesablauf vor, das du wenig trinkst?

Heike: Ja, ich habe heute früh meine 2 Kinder zur Kita und zur Schule gebracht und bin dann direkt zur Arbeit und jetzt in der Mittagspause hier zur Beratung.

Arno: Cool, du hast 2 Kinder? Erzähl mal ein bisschen von den beiden?

Heike: Der Große, Tim, ist 7 und gerade zur Schule gekommen. Quasi mein kleiner Raufbold, die kleine Lisa ist 4 und viel, viel ruhiger. Die halten einen ganz schön auf trapp. Hätte ich ein paar Kilo weniger würde ich da vielleicht besser mithalten können.

Arno: Das kann ich mir gut vorstellen wie anstrengend dein Tag dann aussieht! Du möchtest also gerne etwas an deiner Figur ändern wenn ich das richtig verstanden habe? In welche Richtung soll es denn gehen?

Den Aspekt des Trinkverhaltens greife ich für den Gesprächsfluss auf um Heike den Tag Revue passieren zu lassen. Durch aktives Zuhören gehe ich auf ihre Kinder weiter ein. Es stellt sich heraus, dass die Kinder ein wichtiger Bestandteil ihres Lebens sind und ihr

Motiv der Gewichtsreduktion daran gekoppelt ist. Mit Verständnis zu ihrem anstrengenden Tag gebe ich ihr das Gefühl verstanden zu werden und versuche Sympathie zu erwecken. Durch die offene Frage in welche Richtung die Gewichtsreduktion gehen soll, gebe ich ihr die Möglichkeit die ersten Bestandteile der Zielermittlung SMART selbst zu erarbeiten.

Heike: Naja so 10 Kilo würde ich schon im Laufe des Jahres gerne los werden. Ich bin schon länger etwas unzufrieden mit meinem Körper. Ich arbeite zwar nur halbtags, aber wenn ich meine Kinder bei mir habe ist keine Zeit mehr für Sport. Früher war ich oft joggen, aber das geht ja jetzt nicht mehr. Jetzt weiß ich gar nicht so richtig wo und wie ich anfangen soll.

Arno: Den richtigen Anfang hast du auf jeden Fall schon gemacht. Schließlich bist du alleine zu mir gekommen. Du sagtest du verbringst gerne viel Zeit mit deinen Kindern, kannst du denn Sport in deinen Alltag integrieren und vielleicht deine Kinder direkt mit einbeziehen?

Mit vielen Weichmachern wird eine erste Zielrichtung durch die Kundin deutlich.

Heike erwähnt mehrfach die Kinder, wodurch eine Lösung mit ihnen am sinnvollsten erscheint. Die Hilflosigkeit, sie wisse nicht wo sie anfangen soll, neutralisiere ich mit einem Lob, um ihr Selbstbewusstsein für einen Lösungsansatz zu geben. Durch eine offenen Frage rege ich Heike selbst zum Denken an, anstatt ihr direkt Möglichkeiten aufzuzeigen.

Heike: Hm, stimmt eigentlich. Da habe ich noch gar nicht drüber nachgedacht. Jetzt wo du es sagst, könnte ich die beiden ja Nachmittags auch mal zu Fuß abholen. Es wird ja eh gerade Frühling.

Arno: Damit würdest du Tim und Lisa sicher riesig überraschen. Der Große ist doch so energiegeladen. Ich war früher auch immer mit meinem Papa am Wochenende laufen. Das frühe Aufstehen habe ich gehasst, aber das Laufen ist bis heute geblieben. Wenn du magst, kannst du auch bei unserem Spinningkurs mal vorbei schauen, wenn du für die Mittagszeit flexibel bist.

Ich greife den Namen Tim im Zusammenhang mit „Der Große" nochmal auf, um den gleichen Wortlaut wie sie zuvor genutzt hat zu gebrauchen. Weil das Ziel 10 Kilo bis zum Jahresende zu verlieren mit ihrem Vorschlag nicht handlungswirksam ist greife ich ihre Euphorie auf um ihr den Spnningskurs anzubieten. Mit einer persönlichen Erfahrung versuche ich dies mit Emotionen und Bildern bei ihr zu verbinden.

Heike: Ja, das wäre wirklich toll wenn meine Kinder und ich uns gegenseitig auch in ein paar Jahren noch motivieren können. Mittags würde eigentlich passen, ihr seid ja quasi um die Ecke von meiner Arbeitsstelle und je mehr Ausdauer ich aufbaue, umso fitter bin ich auch später noch für meine Kinder!

Arno: Na siehst du Heike, so schwierig ist es doch theoretisch gar nicht etwas zu verändern. Was meinst du, wie entwickelt sich das Jahr für dich, wenn du regelmäßig bei uns rein schaust und deine Kinder bei deinem Vorhaben mit einbeziehst?

Durch den persönlichen Einwurf konnte ich ein Bild erzeugen, worin Heike sich in der Zukunft mit ihren Kinder sieht. Dies kann zukünftig als Langzeitmotivation dienen worauf regelmäßig zurückgegriffen werden kann. Zur Vervollständigung der Zielformulierung SMART greife ich die Frage nach dem Ziel noch einmal auf.

Heike: Ich will 10 Kilo bis zum Jahresende los sein und wieder mit mehr Ausdauer in den Tag starten zu können. Drei mal die Woche will ich schon Sport machen. Vielleicht sogar wie du früher, mit den beiden joggen gehen.

Arno: Heike, das klingt super und ich will dir gerne weiter dabei helfen, lass uns am besten gleich nach ein paar Terminen für den nächsten Kurs schauen.

Dann schaffen wir zusammen die 10 Kilo bis zum Jahresende, mit 3 Sporteinheiten pro Woche, oder?

Heike: Auf jeden Fall! ich danke dir!

Wir reichen uns zum Abschluss die Hand.

Das Ziel wird nach SMART noch einmal aufgegriffen und durch die Kundin bestätigt. Jetzt lässt Heike jegliche Weichmacher bei der Formulierung weg. Der Handschlag symbolisiert eine Abmachung. Ein handlungswirksames Ziel wurde ermittelt und es wird deutlich, dass der Rubikon überschritten wurde. Der finale Schritt der Terminierung für die erste Trainingseinheit wird eingeleitet.

4   Literaturverzeichnis

Pieter, A. (2016). *Studienbrief Gesundheitsmanagement des Gesundheitsverhaltens* (Rev. 16.022.000). Saarbrücken: Deutsche Hochschule fürPrävention und Gesundheits-management.

Rütten, A. Abu-Omar, K. Lampert, T. Ziese, T. (2005). *Körperliche Aktivität.* (Gesund-heitsberichterstattung des Bundes, Heft 26). Berlin: Robert Koch-Institut.

S.Jordan, M.Weiß, S.Krug, G.B.M. Mensink (2011). *Überblick über primärpräventive Maßnahmen zur Förderung von körperlicher Aktivität in Deutschland* (Bundesgesund-heitsblatt – Gesundheitsforschung – Gesundheitsschutz). Berlin: Springer-Verlag.

Techniker Krankenkasse (2016). *Beweg Dich, Deutschland! TK-Bewegungsstudie 2016.* Hamburg: Techniker Krankenkasse.

WHO. (2016) *Anteil der Kinder und Jugendlichen, die mindestens 2 Stunden pro Woche sportlich aktiv sind, in Deutschland nach Alter und Geschlecht im Jahr 2014.* In Statista - Das Statistik.Portal. Zugriff am 23.03.2017. Verfügbar unter https://de.statista.com/sta-tistik/studie/id/21405/dokument/kindergesundheit-in-deutschland-statista-dossier/.

Wonisch, M. Hofmann, P. Förster, H. Hörtnagl, H. Ledl-Kurkowski, E. Pokan R. (2017). *Kompendium der Sportmedizin, Physiologie, Innere Medizin und Pädiatrie* (2. Auflage). Austria: Springer-Verlag.

5 Abbildungs- und Tabellenverzeichnis

5.1 Tabellenverzeichnis

5.2 Abbildungsverzeichnis

BEI GRIN MACHT SICH IHR WISSEN BEZAHLT

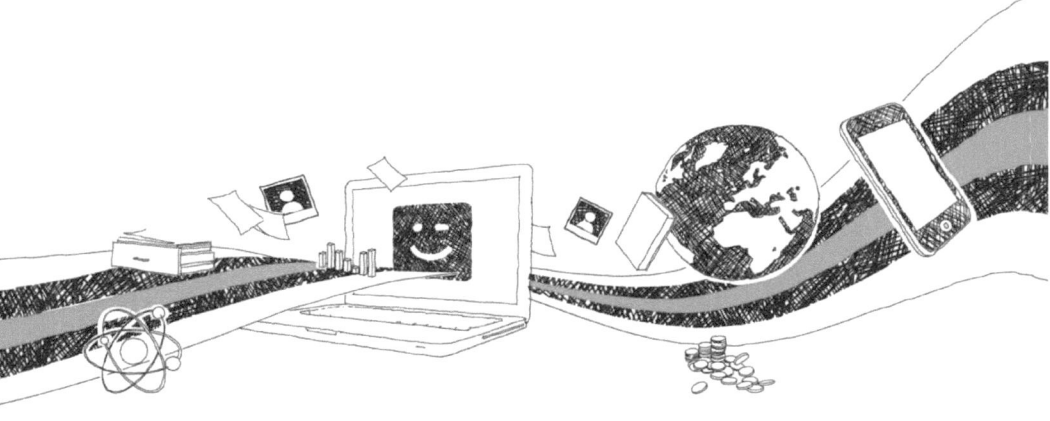

- Wir veröffentlichen Ihre Hausarbeit,
  Bachelor- und Masterarbeit

- Ihr eigenes eBook und Buch -
  weltweit in allen wichtigen Shops

- Verdienen Sie an jedem Verkauf

**Jetzt bei www.GRIN.com hochladen
und kostenlos publizieren**

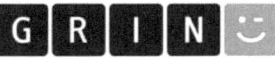